CON GRIN SUS CONOCIMIENTOS VALEN MAS

AF138474

- Publicamos su trabajo académico, tesis y tesina

- Su propio eBook y libro - en todos los comercios importantes del mundo

- Cada venta le sale rentable

Ahora suba en www.GRIN.com y publique gratis

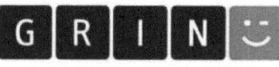

Transporte y Almacenamiento de Fármacos con Custodio de Cadena de Frío en Farmacia Hospitalaria

Plan de Investigación

Hugo Javier Leguizamon Garcete

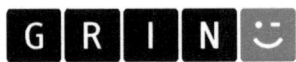

Bibliographic information published by the German National Library:

The German National Library lists this publication in the National Bibliography; detailed bibliographic data are available on the Internet at http://dnb.dnb.de.

ISBN: 9783346857736
This book is also available as an ebook.

© GRIN Publishing GmbH
Trappentreustraße 1
80339 München

Print and binding: Books on Demand GmbH, Norderstedt, Germany
Printed on acid-free paper from responsible sources.

The present work has been carefully prepared. Nevertheless, authors and publishers do not incur liability for the correctness of information, notes, links and advice as well as any printing errors.

GRIN web shop: https://www.grin.com/document/1351745

UNIVERSIDAD LA PAZ

QUIMICA Y FARMACIA

TRABAJO DE FIN DE GRADO

PLAN DE INVESTIGACIÓN

TEMA

TRANSPORTE Y ALMACENAMIENTO DE FÁRMACOS CON CUSTODIO DE
CADENA DE FRIO EN FARMACIA HOSPITALARIA DEL BARRIO SAN JOSÉ
DE CIUDAD DEL ESTE, AÑO 2022.

PRESENTADO POR

HUGO JAVIER LEGUIZAMÓN GARCETE

CIUDAD DEL ESTE, 2022

TRABAJO FIN DE GRADO

PLAN DE INVESTIGACIÓN

1. IDENTIFICACIÓN

Carrera	Química y Farmacia
Estudiante/s	
Hugo Javier Leguizamón Garcete	

Título provisional del TFG	Transporte y Almacenamiento de Fármacos con Custodio de Cadena de Frio En Farmacia Hospitalaria del Barrio San José de Ciudad del Este año 2022.
Descriptores o palabras clave	Transporte y almacenamiento de Fármacos.

Línea de investigación	Farmacovigilancia

2. ANTECEDENTES Y ESTADO ACTUAL DEL TEMA

Richard Meneu, perteneciente a la Fundación Instituto de Investigación en Servicios de Salud de Valencia España, publica un artículo en el año 2006 cuyas conclusiones exponen que las distribuidoras farmacéuticas median una importante función logística llevada a cabo por la distribución segura de medicamentos, pero es un sector frecuentemente ignorado en los debates sobre la prestación farmacéutica [1].

Durante el mes de abril del año 2004, en Bolivia se constituye una norma general precedida por el Ministerio de Salud y Deportes con la coordinación del Dr. Alvaron Muñoz Reyes Navarro del mencionado que surge como respuesta a la necesidad de proveer un instrumento eficaz, destinado a establecer y evaluar las condiciones y practicas involucradas en el almacenamiento y es aplicable a industrias farmacéuticas, empresas importadoras, distribuidoras, sucursales, establecimientos farmacéuticos [2].

En el Año 2016, Muñoz Pinto, de la Universidad de Chile en Santiago presenta una investigación que teniendo en cuenta la problemática del almacenamiento correcto en la distribución farmacéutica pretendía solucionar el problema de una cadena de

Trabajo Final de Grado
Plan de investigación

TRANSPORTE Y ALMACENAMIENTO DE FÁRMACOS CON CUSTODIO DE CADENA DE FRIO EN FARMACIA HOSPITALARIA DEL BARRIO SAN JOSÉ DE CIUDAD DEL ESTE, AÑO 2022

2

farmacias respecto a la conservación de la cadena de frio en todas las etapas del proceso logístico de los productos refrigerados que comercializa. Este concluye que para mantener la cadena de frío es crítico el embalaje que se utilizará en el despacho de los productos, pues en el transporte se encuentran las condiciones más difíciles de manejar. Una vez determinado el embalaje a utilizar para cada tipo de carga y validado el proceso logístico con estos empaques, se puede asegurar a la autoridad sanitaria y a 82 los clientes que el proceso llega a resultados consistentes en cuanto a la mantención de la temperatura de los fármacos en todos los casos de operación, considerando que la cadena de frío propuesta dura 36 horas y el lead time de transporte es de 24 horas [3].

2.1 Origen de la industrial farmacéuticas

La industria farmacéutica surgió a partir de una serie de actividades diversas relacionadas con la obtención de sustancias utilizadas en medicina. En los inicios del siglo XIX, los boticarios, químicos o los propietarios de herbolarios obtenían partes secas de diversas plantas, recogidas de manera local o en otros continentes, siendo estas últimas compradas a los especieros, quienes las importaban, pero como negocio secundario también comerciaban con productos utilizados con fines medicinales, entre ellos el opio de Persia, la ipecacuana y la corteza de quina de Sudamérica. Los productos químicos sencillos y los minerales se adquirían a comerciantes de aceites, gomas y encurtidos. Con ellos se fabricaban diversos preparados como extractos, tinturas, mezclas, lociones, pomadas o píldoras y, algunos profesionales que confeccionaban una mayor cantidad de preparados de los que necesitaban para su propio uso, los vendían a granel a sus colegas [4].

2.1.1 Producción, inspección y comercialización

La salud es uno de los bienes más preciados por la humanidad y en su concepto más universal expresa: el estado completo de bienestar físico, mental y social, en armonía con el medio ambiente. La Organización Mundial de la Salud (OMS) abogo por alcanzar la salud para todos en el año 2000, hecho que aún no se ha cumplido. ILB OMS planteo que todos los países dedicaran el 3% del PIB a la salud; no obstante, este deseo no se logró en los países más pobres, ni en aquellos que no se prioriza la salud. La industria farmacéutica tiene la responsabilidad de producir fármacos y bilógicos para curar, proteger y mejorar la salud de la población [5].

Trabajo Final de Grado
Plan de investigación

TRANSPORTE Y ALMACENAMIENTO DE FÁRMACOS CON CUSTODIO DE CADENA DE FRIO EN FARMACIA HOSPITALARIA DEL BARRIO SAN JOSÉ DE CIUDAD DEL ESTE, AÑO 2022

3

2.1.2   Normas internacionales del laboratorio industrial

La organización internacional de estándares (ISO), elaborada las normas de calidad que sirven de base a la de los países pobres la ISO- 9001 plantea los requisitos específicos para un producto en función de su aplicación el proveedor de un medicamento es quien asume que su producto cumpla con los requerimientos de calidad la ISO se refiere a la organización de la producción que garantice la calidad.

La norma ISO 15378 especifica requisitos específicos para la aplicación de la norma ISO 9001:2015, con referencia a los requisitos de buenas prácticas de fabricación (GMP) aplicables a materiales de embalaje primario para un sistema de gestión de calidad (SGC), donde una organización necesita demostrar la capacidad de proporcionar materiales de embalaje primario para productos medicinales que cumplen consistentemente con los requisitos regulatorios y de los clientes, así como con las mejores prácticas internacionales.

La norma ISO 15378 es aplicable para el diseño, fabricación y suministro de materiales de envasado primario para productos medicinales; la norma es genérica y pretende ser aplicable a cualquier organización, independientemente de su tipo o tamaño, o los productos y servicios que proporciona [6].

2.1.3   Beneficios de la ISO 15378

Existen importantes beneficios en la certificación para la norma ISO 15378 de envasado primario para medicamentos. La certificación ayuda a reducir o eliminar múltiples evaluaciones con los beneficios adicionales de la reducción en la interrupción de los trámites y costos asociados con el negocio. Entre muchos de los beneficios adicionales, este incluye proporcionalmente:

▪ Demostración de calidad, buena fabricación y controles de seguridad: La norma ISO 15378 testifica el logro de los principios de Buenas Prácticas de Fabricación y el control de los artículos de embalaje primario dentro de las organizaciones, muy importante para la seguridad de un paciente que usa el medicamento, dado su contacto directo con el producto. La aplicación de buenas prácticas de fabricación para productos de envasado farmacéutico debe garantizar que satisfagan las necesidades y los requisitos de la industria farmacéutica [6].

2.2   Definición de cadena de frío

Es el conjunto de procedimientos logísticos que intervienen que asegura en el proceso de almacenamiento, la correcta conservación, transporte y distribución de

Trabajo Final de Grado
Plan de investigación

TRANSPORTE Y ALMACENAMIENTO DE FÁRMACOS CON CUSTODIO DE CADENA DE FRIO EN FARMACIA HOSPITALARIA DEL BARRIO SAN JOSÉ DE CIUDAD DEL ESTE, AÑO 2022

4

vacunas a una determinada temperatura desde que salen de los laboratorios fabricantes hasta que llegan hasta su destino final, los usuarios.

La finalidad de este proceso es asegurar que las vacunas sean conservadas debidamente dentro de rangos de temperatura establecidos, para que mantengan sus propiedades originales garantizando un producto útil, capaz de proteger contra las enfermedades inmunoprevenibles [7].

Las tres operaciones fundamentales de la cadena de frío son:

- Almacenamiento
- Transporte
- Distribución [7]

2.3   Recomendaciones para el transporte de productos

Cuando se trata del transporte de aquellos productos farmacéuticos (especialidades medicinales, reactivo de diagnóstico, vacunas, etc.) es muy importante destacar que todos los vehículos utilizados para el transporte de medicamentos deben:

- Poseer una caja cerrada, aislada o acondicionada de modo de evitar temperaturas extremas, la incidencia de la luz solar directa, el ingreso de insectos, aves, roedores u otras alimañas. No se considerarán aptos para el transporte de medicamentos vehículos cuya caja se encuentre cubierta por lonas, plásticos o similares.
- Contar con capacidad suficiente para permitir la estiba ordenada de los productos.
- Mantener dentro de los límites indicados de conservación de las especialidades medicinales la temperatura dentro de los vehículos, evitando desviaciones groseras y/o por períodos prolongados de las especificadas para los productos.
- En el caso de transportar medicamentos que requieran cadena de frío deberá realizarse mediante vehículos equipados con cámara refrigerada. Existe una vasta reglamentación que establece pautas para el transporte de estos productos. A modo de recomendaciones generales, es importante tener en cuenta que:
  - Los medicamentos deben transportarse de manera segura, protegidos del frío, del calor, la incidencia de luz, humedad, como así también del ataque de microorganismos y plagas.
  - Las empresas que distribuyan productos farmacéuticos deben garantizar que el transporte de los mismos se realice en las condiciones de conservación y temperatura requeridas, conforme a las especificaciones del fabricante.

Trabajo Final de Grado
Plan de investigación

TRANSPORTE Y ALMACENAMIENTO DE FÁRMACOS CON CUSTODIO DE CADENA DE FRIO EN FARMACIA HOSPITALARIA DEL BARRIO SAN JOSÉ DE CIUDAD DEL ESTE, AÑO 2022

5

- Es recomendable el uso de vehículos exclusivos para el transporte de medicamentos. Si esto no fuera posible, la calidad del producto no debe comprometerse nunca, especialmente aclarando qué tipo de mercadería puede compartir la carga.

- Cuando se trate del traslado de productos que requieran cadena de frío, siempre deberán verificarse las condiciones de temperatura en que son entregados (en algunos casos los medicamentos cuentan con sensor de temperatura). Esta recomendación es especialmente importante cuando se trata de vacunas o drogas oncológicas.

- Siempre es condición fundamental que el envase esté integro, y verificar que no haya sido transportado junto a insecticidas u órganos fosforados.

- Plasma y hemoderivados: especial cuidado en este tipo de productos. La recepción debe ser certificada por un profesional habilitado. Deben poseer condiciones aptas de almacenamiento y tiempo y los envases deben estar en buen estado. En todos los casos, sin excepción, los vehículos que transporten productos farmacéuticos deberán encontrarse en buenas condiciones técnicas.

- Si un vehículo se encuentra detenido por un tiempo indefinido es muy probable que pueda verse perjudicada no sólo la provisión de consecuente medicamentos, sino también la calidad, seguridad y eficacia requeridas, con el daño a la salud de la comunidad [8].

¿Cuáles son las condiciones óptimas para la refrigeración y conservación de medicamentos?

Los medicamentos deberán estar almacenados en un área seca, protegidos del calor y de la luz, según las indicaciones expresadas en el envase, donde podremos encontrarnos con tres rangos diferenciados de temperatura [7]:

1. **Temperatura ambiente controlada: entre 20 y 25 °C**: si bien este margen podría ampliarse temporalmente con relativa seguridad hasta los 30 °C. Se podrían llegar a admitir picos transitorios de hasta 40 °C siempre que no ocurran por un periodo superior a 24 horas [7].

2. **Temperatura de refrigeración controlada: entre 2 y 8 °C**: aunque este margen podría ampliarse temporalmente con relativa seguridad hasta los 15 °C, pudiendo admitirse picos transitorios de hasta 25 °C siempre que no

Trabajo Final de Grado
Plan de investigación

TRANSPORTE Y ALMACENAMIENTO DE FÁRMACOS CON CUSTODIO DE CADENA DE FRIO EN FARMACIA HOSPITALARIA DEL BARRIO SAN JOSÉ DE CIUDAD DEL ESTE, AÑO 2022

6

ocurran por un periodo superior a 24 horas. Los medicamentos que requieran refrigeración controlada deberán ser alojados en la bandeja central del refrigerador. No se deben alojar en la puerta o parte superior de este ya que la temperatura en este lugar podría ser más alta [7].

3. **Temperatura de congelación: entre -25 y -15 °C:** habitualmente, aunque ciertos medicamentos podrían requerir temperaturas aún más bajas [7].

En función del rango de temperatura que necesitemos mantener para conservar los medicamentos adecuadamente, se requiere de tres tipologías de equipos de refrigeración en función de la temperatura [9]:

- **Ambiente controlado.** Habitualmente este tipo de medicamentos se conservan a temperatura ambiente en un lugar fresco y seco, sin necesidad de ningún tipo de equipo de refrigeración, o en algunos casos, puede que sea necesaria la instalación de equipos de climatización [9].
- **Refrigeración controlada.** Para alcanzar y garantizar este rango de temperatura, será necesaria la instalación de *equipos de refrigeración a media temperatura*, que han sido diseñados expresamente para mantener temperaturas comprendidas entre los -5 y +10 °C [9].
- **Congelación.** Será necesaria la instalación de equipos de refrigeración a baja temperatura, que están diseñados expresamente para mantener temperaturas comprendidas entre los -25 y -15 °C [9].

2.3.1 Refrigeración y conservación de medicamentos

En función del tamaño, nos podemos encontrar con una gran variedad de recintos dedicados al almacenamiento de medicamentos, como podrían ser:

- Locales industriales y almacenes.
- Cámaras frigoríficas.
- Vitrinas y armarios frigoríficos.
- Muebles frigoríficos [9].

Para cumplir su objetivo, la cadena de frío debe contar con elementos fundamentales, como [9]:

1. Recurso Humano: todas las personas que, de una manera directa o indirecta, manipulan, transportan, distribuyen o vigilan que los elementos donde se conservan o transportan las vacunas reúnan los requisitos establecidos. El personal a cargo, debe gestionar cuidadosamente la cadena de frío,

Trabajo Final de Grado
Plan de investigación

TRANSPORTE Y ALMACENAMIENTO DE FÁRMACOS CON CUSTODIO DE CADENA DE FRIO EN FARMACIA HOSPITALARIA DEL BARRIO SAN JOSÉ DE CIUDAD DEL ESTE, AÑO 2022

7

comprobando y registrando las condiciones en que se encuentran las vacunas cuando llegan a la operación.

2. Recurso material:
   - Cámaras frías.
   - Congelador.
   - Refrigerador.
   - Termómetros.
   - Caja fría [9].

2.4   Definición de oxitocina

La oxitocina es una droga peligrosa, muy concentrada, que hace que las contracciones sean más frecuentes y más intensas. Se utiliza para inducir un parto y para acelerar la dilatación. Cuando se usa oxitocina hay que monitorizar de manera continua la frecuencia cardiaca fetal, para poder advertir inmediatamente si las contracciones perjudican al bebé. La oxitocina no se debería usar de modo rutinario para partos normales no inducidos, pero se suele hacer necesaria después de aplicar la anestesia peridural, pues la mayoría de las veces la dinámica uterina cae en picado.

La oxitocina se utiliza tanto para inducir como para acelerar los partos, aunque los últimos estudios científicos al respecto han evidenciado que no acorta la duración total del parto de forma significativa, pues en promedio, tan solo lo acorta una hora aproximadamente.

La OMS concluye que, de los datos disponibles, no se deduce claramente que el uso discrecional de oxitocina sea beneficioso para las mujeres y los bebés. Naturalmente, esto no significa que la oxitocina sea ineficaz para el tratamiento de partos prolongados. Sin embargo, no hay pruebas de que la prevención de un parto prolongado mediante el uso discrecional de oxitocina en un parto normal sea beneficiosa. La administración de oxitocina es una intervención mayor y debe utilizarse únicamente bajo una indicación válida. El mismo principio es aplicable para la práctica, más moderna, de inducción con prostaglandinas.

Desde los años 50 del siglo pasado es bastante habitual su administración, incluso en los partos normales, cuando en realidad no es necesaria más que en el 10% de los casos, pues las mujeres de parto siempre producimos nuestra propia oxitocina endógena, y su utilización sólo debería responder a una verdadera necesidad, tratando

Trabajo Final de Grado
Plan de investigación

TRANSPORTE Y ALMACENAMIENTO DE FÁRMACOS CON CUSTODIO DE CADENA DE FRIO EN FARMACIA HOSPITALARIA DEL BARRIO SAN JOSÉ DE CIUDAD DEL ESTE, AÑO 2022

8

de evitar su uso rutinario e indiscriminado, debido a la gran cantidad de efectos secundarios que provoca [10]

2.4.1 Implicancia de uso de oxitocina sintética de cara al parto

La oxitocina sintética provoca unas contracciones más fuertes y por tanto dolorosas que las originadas por la oxitocina endógena. Esto suele llevar a la mujer a solicitar la epidural como medio más efectivo para paliar el dolor. La epidural a su vez ralentiza el parto, lo que obliga a aumentar la dosis de oxitocina, de manera que se entra en una espiral peligrosa, tanto para la madre como para el bebé. Este último puede terminar teniendo sufrimiento fetal, por no poder soportar el ritmo y la intensidad de estas contracciones provocadas artificialmente [10].

Se requieren al menos dos minutos entre contracciones para recuperar el nivel basal de saturación de oxigeno fetal, de modo que, si las contracciones se suceden con más frecuencia, el bebé es incapaz de recuperar completamente la saturación de oxígeno y esto dará lugar al sufrimiento fetal. Por ello, cuando se usa oxitocina sintética hay que monitorizar de manera continua la frecuencia cardiaca fetal, para poder advertir enseguida si las contracciones perjudican al bebé. Esto implica que si no se dispone de un monitor inalámbrico se verá comprometida la movilidad de la mujer, que deberá estar atada al monitor mediante cables, con lo que esto conlleva de incomodidad, aumento del dolor, dificultad para el descenso del bebé, etc. [10]

Pero es que, además, la oxitocina en bastantes ocasiones no es efectiva, pues las contracciones que provoca son solo calambres musculares que resultan ineficaces para dilatar el cuello del útero, por lo que a pesar de todos los inconvenientes y perjuicios que ocasiona, muchas veces no logra que el parto avance y es necesario recurrir a una operación de cesárea para finalizarlo [10].

2.4.2 Efectos colaterales de la oxitocina sintética

Incremento de la necesidad de analgesia por el **aumento** de dolor.

- Mayor frecuencia de taquisistolía (más de seis contracciones en diez minutos).
- Mayor frecuencia de hipertonía del útero.
- Mayor riesgo de rotura de útero (especialmente en mujeres con cesárea previa).
- Mayor riesgo de sufrimiento fetal.
- Mayor riesgo de hemorragia posparto.
- Mayor tasa de partos instrumentales o cesáreas.

Trabajo Final de Grado
Plan de investigación

TRANSPORTE Y ALMACENAMIENTO DE FÁRMACOS CON CUSTODIO DE CADENA DE FRIO EN FARMACIA HOSPITALARIA DEL BARRIO SAN JOSÉ DE CIUDAD DEL ESTE, AÑO 2022

9

Por todo esto la oxitocina sintética está catalogada como uno de los once medicamentos de alto riesgo, tanto por la Asociación Americana del Medicamento (FDA), como por el Instituto para el Uso Seguro de los Medicamentos (ISMP) de España, esto significa que "si se utiliza incorrectamente existe una gran probabilidad de causar daños graves o incluso mortales en los pacientes" [10].

2.4.3 Manera correcta de administrar la oxitocina

En cuanto a su utilización para inducir el parto, habría que empezar por discriminar en qué casos está verdaderamente justificada la inducción y por tanto evitar las inducciones que no estén avaladas por la evidencia científica.

La producción de oxitocina endógena está asociada al ciclo circadiano, de modo que, en los humanos, su secreción es mayor por la noche, de manera que hay más probabilidad de que la inducción sea exitosa, y que se precise de una dosis menor de oxitocina artificial si se programa por la tarde-noche.

Para reducir la necesidad de oxitocina artificial, debe cuidarse el ambiente de manera que se propicie que la mujer segregue su propia oxitocina endógena.

Una vez inducido el parto, y obtenida una dinámica adecuada de contracciones, no hay razón para seguir suministrando oxitocina, pues el trabajo de parto continuará gracias a la acción de la oxitocina endógena que se habrá activado. Algunos estudios indican que al retirar la perfusión al alcanzar los 5 cm. de dilatación, el trabajo de parto prosigue con normalidad y disminuyen las complicaciones asociadas al uso de la oxitocina.

La perfusión de oxitocina debería empezarse siempre a la menor dosis posible, pues está demostrado que existe una relación entre el n° de contracciones y la pérdida de bienestar fetal. Con una dosis baja, el parto puede ser más largo, pero resultará mucho más seguro.

La oxitocina es lenta en la generación de un efecto detectable, alrededor de 40 minutos, por lo que siempre hay que esperar ese tiempo, para poder comprobar que efecto ha causado esa dosis antes de proceder a aumentarla.

Si el cuerpo materno no responde adecuadamente a la oxitocina y no hay avance en la dilatación, habrá que plantearse otras alternativas distintas al aumento en la dosis de oxitocina, incluso recurrir a una cesárea, antes de llegar a una situación de riesgo o de pérdida de bienestar fetal, pues una vez que los receptores de oxitocina se saturan,

Trabajo Final de Grado
Plan de investigación

TRANSPORTE Y ALMACENAMIENTO DE FÁRMACOS CON CUSTODIO DE CADENA DE FRIO EN FARMACIA HOSPITALARIA DEL BARRIO SAN JOSÉ DE CIUDAD DEL ESTE, AÑO 2022

10

son incapaces de asimilar más oxitocina, con lo que el exceso de la misma solo generará efectos indeseados [10].

En la utilización de la oxitocina en los partos se cometen varios errores:

Por un lado, el problema está en que se usa de manera rutinaria e injustificada, es decir, se pone a una gran mayoría de las mujeres lo necesiten o no, cuando según la OMS: de los datos disponibles no se deduce claramente que el uso discrecional de oxitocina sea beneficioso para las mujeres y los bebés. Naturalmente, esto no significa que la oxitocina sea ineficaz para el tratamiento de partos prolongados. Sin embargo, no hay pruebas de que la prevención de un parto prolongado mediante el uso discrecional de oxitocina en un parto normal sea beneficiosa. La administración de oxitocina es una intervención mayor y debe utilizarse únicamente bajo una indicación válida. El mismo principio es aplicable para la más moderna variación de inducción con prostaglandinas y para la inducción con estas sustancias [10].

Por otro lado, ocurre que no se administra correctamente, sino a chorro o a ojo. El mismo prospecto del fármaco no establece una pauta concreta de administración, sino que deja mucho margen a la hora de escoger la dosis, y los efectos de dichas dosis son muy variables dependiendo de cada mujer y cada parto. Esto se ve claramente en la mala costumbre muy extendida de no apuntar las dosis administradas en las historias clínicas [10].

Muchos profesionales no perciben como graves los riesgos asociados al uso de la oxitocina, debido a la facilidad de acceso a la cesárea o el parto instrumental, que les permiten resolver aquellas situaciones de riesgo originadas por el uso inadecuado de la misma. Esto les lleva a abusar de este medicamento intentando forzar el parto vaginal a toda costa, a base de aumentar la dosis de oxitocina a pesar de sus graves efectos colaterales, pues saben que en última instancia siempre pueden intervenir para reconducir la situación [10].

2.4.4 Otros efectos de la oxitocina.

Según un estudio realizado, el uso de oxitocina sintética tiene implicaciones en el comportamiento materno en relación con el vínculo y la lactancia. La duda es si pueden extrapolarse estas observaciones a los seres humanos, dada nuestra complejidad como seres racionales y los muchos factores que pueden influir en estos aspectos, desde la cultura a la propia experiencia personal previa de cada mujer [10].

Trabajo Final de Grado
Plan de investigación

TRANSPORTE Y ALMACENAMIENTO DE FÁRMACOS CON CUSTODIO DE CADENA DE FRIO EN FARMACIA HOSPITALARIA DEL BARRIO SAN JOSÉ DE CIUDAD DEL ESTE, AÑO 2022

11

El syntocinón se administra por vía intravenosa por lo que entra directamente al torrente sanguíneo sin pasar por el cerebro, de manera que tiene un efecto mecánico sobre el útero, provoca una respuesta física en ese órgano, pero no afecta a nivel emocional ni conductual en la madre. Con el uso de oxitocina sintética el cerebro de la mujer no va a reconocer el trabajo que ella está logrando, y por tanto no necesita liberar endorfinas para ayudarla a soportar el dolor. Las endorfinas tienen una extraordinaria capacidad de dar la sensación de bienestar y amortiguan el dolor del trabajo que está realizando el útero. Además, actúan como un tipo de amnesia ayudándonos a olvidar el esfuerzo del trabajo de parto y motivándonos a reproducirnos de nuevo. En esencia, son un premio por nuestro esfuerzo en dar a luz. Desde el punto de vista del bebe las endorfinas también son un regalo porque su producción asegura que la mamá va a darle una bienvenida cariñosa, ya que estará de mejor ánimo y por tanto más propensa a cuidar a su progenie [10].

Cada vez hay más evidencias respecto a que el uso de la oxitocina artificial y por tanto la inhibición de la propia oxitocina endógena y todas las demás hormonas relacionadas con ella, tiene un efecto directo en la personalidad y capacidad de la madre durante el amamantamiento, lo que explica que, tras partos inducidos, las mujeres encuentren muchas dificultades a la hora de amamantar, e incluso que finalmente no consigan instaurar la lactancia a pesar de su deseo inicial de dar el pecho [10].

En cuanto a los efectos sobre el bebé, a corto plazo aquellos que han experimentado sufrimiento fetal durante su nacimiento presentan una mayor irritabilidad y frecuencia en el llanto. Cada vez hay más indicios que alertan de posibles efectos conductuales a largo plazo también en el niño. La oxitocina, junto con otras hormonas como la vasopresina y la dopamina y sus receptores pueden verse modificados de forma epigenética por las experiencias tempranas en torno al nacimiento, dando lugar a patrones conductuales específicos según sean estas experiencias. La interacción madre-bebé y otros aspectos del período pre-y posnatal, pueden afectar profundamente a la conducta, y estos efectos pueden producir cambios persistentes en los sistemas neuroatómicos y neuroendocrinos [10].

2.5   Definición de la Ergonovina

La ergonovina, también conocida como ergometrina, es un alcaloide derivado del ergot que se obtiene del cornezuelo del centeno con propiedades oxitócicas poderosas, por lo que aumenta de manera notable la actividad motora del útero. Actúa

Trabajo Final de Grado
Plan de investigación

TRANSPORTE Y ALMACENAMIENTO DE FÁRMACOS CON CUSTODIO DE CADENA DE FRIO EN FARMACIA HOSPITALARIA DEL BARRIO SAN JOSÉ DE CIUDAD DEL ESTE, AÑO 2022

12

como agonista del receptor adrenérgico alfa$_1$ acoplado a una proteína Gq y que al ser activado produce un incremento de calcio intracelular estimulando directamente la musculatura uterina. Esto resulta en un incremento en la intensidad, duración y frecuencia de las contracciones. También induce vasoconstricción periférica y estimula la contractilidad del músculo cardiaco. La contracción inicial prolongada que produce controla la hemorragia uterina, mientras que la vasoconstricción contribuye a la disminución del sangrado. Además, estimula receptores dopaminérgicos y serotonérgicos. Es útil en la prevención y tratamiento de la hemorragia posparto y posaborto en pacientes normotensas. En el control de la hemorragia en trabajo de parto se administra después que la placenta ha sido expulsada. No se debe utilizar en la inducción o facilitación de la labor de parto. Se administra por vía oral, intramuscular o intravenosa, según la urgencia médica. Al administrar por vía oral se absorbe rápidamente y alcanza concentraciones plasmáticas pico en 60 a 90 min. Se metaboliza por vía hepática y se elimina por vía biliar. El inicio y duración de su efecto depende de la vía de administración; por vía intramuscular su efecto inicia de 2 a 3 min y dura 3 h; mientras que, por vía intravenosa, su efecto inicia casi de inmediato y dura 45 min. Su efecto es más prolongado que el de la oxitocina y puede durar de 3 a 6 h. Su vida media biológica es de 0.5 a 2 h. [11].

2.5.1 Indicaciones, contraindicaciones y reacciones adversas

Está indicada para el tratamiento y profilaxis de la hemorragia posparto y posaborto causada por atonía uterina [11].

Contraindicada en casos de hipersensibilidad al fármaco o a derivados del ergot, en la inducción del trabajo de parto, amenaza de aborto espontáneo, hipertensión, insuficiencia renal o hepática, en pacientes con deficiencia de calcio, en caso de sepsis, para su uso rutinario en la expulsión de la placenta y durante la lactancia. En general, los inhibidores de la CYP3A4, como el ritonavir, sumatriptán, antibióticos macrólidos, ketoconazol, fluoxetina, metronidazol, clormetiazol y el jugo de uva, incrementan sus concentraciones plasmáticas y el riesgo de inducir ergotismo (náusea, vómito e isquemia vascular periférica). Los derivados del ergot pueden incrementar el efecto vasoconstrictor de agonistas adrenérgicos alfa y beta [11].

Entre las reacciones adversas frecuentes se puede manifestar: náusea, vómito, hipertensión, mareo, cefalea, congestión nasal. Poco frecuentes; desórdenes del sistema

Trabajo Final de Grado
Plan de investigación

TRANSPORTE Y ALMACENAMIENTO DE FÁRMACOS CON CUSTODIO DE CADENA DE FRIO EN FARMACIA HOSPITALARIA DEL BARRIO SAN JOSÉ DE CIUDAD DEL ESTE, AÑO 2022

13

cardiovascular, angina, arritmias. Entre las reacciones raras se podría hallar episodio hipertensivo grave [11].

2.5.2 Advertencias para el paciente

En caso de continuar el sangrado después de la administración de la ergonovina, reportar inmediatamente al médico. No ingerir jugo de uva durante el tratamiento [11].

2.6 Marco legal de productos para la salud y otros

Ley 1119/97 de productos para la Salud y otros.

Artículo 3. Como organismo ejecutor crease la Dirección Nacional de Vigilancia Sanitaria (DNVS), dependencia del Ministerio de Salud Pública y Bienestar Social, con autarquía administración y financiera.

La DNVS dispondrá de la estructura que le asigne la reglamentación devirada de la presente ley y de calidad, seguridad y eficacia, la DNVS establecerá un Programa Nacional de Control y Vigilancia Sanitaria que contara con tres unidades normativas y operativas que son:

- De evaluación, autorización y registro sanitario.
- De inspeccionó.
- De análisis laboratorial.

Artículo 4. Los laboratorios fabricantes, fraccionadores, representantes, importancia, distribuidores, farmacias, servicios de farmacias de hospitales, clínicas, centros de salud y demás servicios de atención sanitaria, están obligados a suministrar o dispensar los medicamentos que se les soliciten en las condiciones legal y reglamentariamente establecidas.

Artículo 5. A los efectos de la presente ley se entenderá por:

- Buenas prácticas de estudios clínicos: normas que tienen como propósito garantizar la calidad de la ejecución del estudio clínico de los medicamentos.
- Buenas prácticas de fabricación y control: conjunto de normas que regulan los procesos de fabricación y control de calidad de las especialidades farmacéuticas, con el objeto de garantizar su calidad.
- Buenas prácticas de laboratorio: conjunto de reglas y procedimientos operativos que garantizan que garantizan que los datos generados por un laboratorio de Control de Calidad son reproducibles y representativos, asegurando la validez y contabilidad de los resultados.
- Fabricación: todas las operaciones involucradas en la elaboración de un producto farmacéutico, desde la recepción de los materiales, a través del procesamiento y empaque, hasta su liberación como producto terminado.

Trabajo Final de Grado
Plan de investigación

TRANSPORTE Y ALMACENAMIENTO DE FÁRMACOS CON CUSTODIO DE CADENA DE FRIO EN FARMACIA HOSPITALARIA DEL BARRIO SAN JOSÉ DE CIUDAD DEL ESTE, AÑO 2022

14

Artículo 6: La fabricación, importación, comercialización y dispensación de especialización farmacéuticas, en todo el territorio de la Republica, estará sujeta a la autorización previa de la autoridad sanitaria nacional.

Las especialidades farmacéuticas autorizadas para su expendio en el mercado nacional serán las inscriptas a solicitud de los fabricantes y representantes en un registro especifico en el Ministerio de Salud Pública y Bienestar Social, de acuerdo con las disposiciones de presente ley y su reglamentación. Prohibirse en todo el territorio nacional la comercialización o entrega a título gratuito de especialidades farmacéuticas no registradas ante la autoridad sanitaria.

Los medicamentos de uso personal que ingresen al país transportados por sus usuarios o terceros autorizados, en cantidades estrictamente necesarias y razonables, estarán exentos del trámite de autorización previa.

Ley 836 /80 Código sanitario.

El capítulo III de los recursos terapéuticos, sección I de los medicamentos establece en los siguientes artículos puntos relacionados a las industrias farmacéuticas y el manejo de los medicamentos en general.

Art.261.: Medicamento es toda sustancia, simple o compuesta de origen orgánico o inorgánico, natural o sintética que, administrando en dosis adecuadas a un organismo humano no animal, sirve para el diagnóstico, la prevención, el tratamiento y la rehabilitación de su estado funcional. En los términos de este código se considera como tal, así mismo, los alimentos dieteticos, los alimentos y cosmeticos a los cuales se les ha adicionado sustancias medicinales.

Art.262.: Los medicamentos deben ser comercializados con nombre registrado.

Art.263.: El ministerio determinara, periodicamente, los medicamentos que pueden ser comercializados y fijara los precios.

Art.264.: El ministerio editara el anuario de especialidades farmacéuticas y el informativo semanal de fijación de precios.

Art.265: Queda prohibida comercialización o donar medicamento deteriorado, adulterado, falsificado o cuyo uso no este autorizado en el pais de origen.

Art.266.: El control de la fabricacion y comercializacion de los medicamentos se ajustaran a las normas que dicte el ministerio.

Art.267.:El Ministerio determinara los medicamentos que deben expenderse con receta archivada, con receta, con receta medica, asi como los de venta libre.

Trabajo Final de Grado
Plan de investigación

TRANSPORTE Y ALMACENAMIENTO DE FÁRMACOS CON CUSTODIO DE CADENA DE FRIO EN FARMACIA HOSPITALARIA DEL BARRIO SAN JOSÉ DE CIUDAD DEL ESTE, AÑO 2022

15

Art.268.: El resultado de los análisis y exámenes de medicamentos practicado por el Ministerio, y otros documentos oficiales relacionados con ellos, no podrán ser utilizados para publicidad comercial.

Art.269.: El Ministerio podrá obligar a que los medicamentos importados se mantengan en buen estado de conservación mientras se cumplan los tramites de despacho para su retiro.

Art.270.: La importación y exportación de muestras gratis de medicamentos, de artículos de perfumería o de tocador pueden ser realizados únicamente por sus representantes registrados en el Ministerio.

Art.271.: Las muestras gratis deben tener la misma composición y elaboración que los destinados a la venta, consignándose en cada envase, en forma visible que su venta está prohibida.

Art.272.: La importación, exportación y producción de muestras gratis que contengan estupefacientes y otras drogas peligrosas, requieren la autorización previa del Ministerio [12].

3. JUSTIFICACIÓN

La garantía de calidad es uno de los aspectos poco difundidos en el ámbito, a pesar de su importancia para mantener la calidad de los fármacos desde las industrias hasta el paciente pasado por varios procesos, entre ellos las industrias hasta el paciente pasado por varios procesos, entre ellos la distribución correcta de fármacos, por tal motivo es necesario realizar una investigación científica sobre el tema, dando a conocer informaciones para enriquecer el conocimiento y quizás de mejoría si fuere necesario, dirigido a las distribuidoras farmacéuticas, por medio de consultas a farmacias Hospitalaria de Ciudad del Este.

4. PLANTEAMIENTO DEL PROBLEMA

Según consultas con profesionales del área de farmacias Hospitalaria las distribuidoras se ven regidas por normativas y procesos, que especifican las características del almacenaje y transporte correcto durante la distribución de los medicamentos, que en ocasiones por un mal manejo o problemas en la cadena de frio o de atención del personal encargado podrían presentar problemas.

¿Cuáles son las normas de transporte y almacenaje de productos farmacéuticos de las distribuidoras en el momento de la entrega según farmacias Hospitalaria de Ciudad del Este?

Trabajo Final de Grado
Plan de investigación

TRANSPORTE Y ALMACENAMIENTO DE FÁRMACOS CON CUSTODIO DE CADENA DE FRIO EN FARMACIA HOSPITALARIA DEL BARRIO SAN JOSÉ DE CIUDAD DEL ESTE, AÑO 2022

16

5. CONTEXTO

La Investigación se llevará a cabo en farmacia Hospitalaria del Barrio San José de Ciudad del Este lugar en la cual se recibe bastante los fármacos de cadena de frio dando énfasis exclusivamente en estos productos ya sea en su estado de almacenamiento y garantía de calidad en línea general para brindar un servicios adecuado y productivo dando resultado eficaz a cada paciente que adquieren dichos productos.

6. HIPÓTESIS

La falta de cumplimiento de las normativas para el proceso de la cadena de frio ocasionaría consecuencias negativas sobre los medicamentos.

7. Objetivo general

Describir la aplicación de las normas de transporte y almacenamiento de fármacos con custodio de cadena de frio en farmacia Hospitalaria del Barrio San José de Ciudad del Este.

7.1 Objetivos específicos

Conocer las normas utilizada en los productos de cadena de frio en farmacias Hospitalaria de Ciudad del Este.

Verificar los documentos que avalen la calibración de los termohidrómetro y equipos.

Explicar el cumplimiento de las reglas de estos productos: ergolasca y oxitocina.

8. METODOLOGÍA INVESTIGACIÓN

Metodología: Cuantitativos.

Método: Enfoque, técnica, instrumento.

9. TÉCNICAS DE RECOGIDA DE DATOS

Entrevista, encuesta, sondeo.

10. POBLACIÓN Y MUESTRA/UNIDAD DE ANÁLISIS Y PARTICIPANTES

1. Los Químicos farmacéuticos, personal de blanco, las partes administrativas y todos los auxiliares del hospital.

2. Los Químicos Farmacéuticos responsables de la farmacia interna del Sanatorio San José.

Trabajo Final de Grado
Plan de investigación

TRANSPORTE Y ALMACENAMIENTO DE FÁRMACOS CON CUSTODIO DE CADENA DE FRIO EN FARMACIA HOSPITALARIA DEL BARRIO SAN JOSÉ DE CIUDAD DEL ESTE, AÑO 2022

17

11. OPERACIONALIZACIÓN DEL PLAN

Objetivos específicos	Técnicas	Instrumentos	Unidad de análisis
Identifica los criterios de rechazo del producto relacionado con la cadena de frio.	Lista de Chequeo	¿Existe algún protocolo para verificar los productos de cadena de frio? ¿Existe un protocolo en donde se verifica la correcta temperatura? ¿Cómo se chequea y se verifica la temperatura? ¿Qué elementos forman parte de la E.P.I ? ¿Cuál es el criterio de rechazo?	La entrevista va dirigido a los Químicos Farmacéuticos
Verificar los documentos que avalen la calibración de los termohidrómetro y equipos.	Observación	¿Con que equipo cuentan para mantener la cadena de frio? ¿Cuáles son las reglas que aplican los personales al manipular los productos? ¿Cuentan con personal encargado de verificar el mantenimiento del producto? ¿Con que frecuencia se realiza la capacitación a los personales?	La encuesta va dirigido a los Químicos Farmacéuticos y encargado de la farmacia Interna, Sexo : femenino, Masculino Edad: 26,30,32
Explicar el cumplimiento de las reglas de estos productos: ergolasca y oxitocina.	Sondeo	¿Crees que surgirán cambios si los fármacos son mal acondicionados? ¿Te parece que una sobredosis afectara al organismo? ¿Crees que deberías de consultar con un profesional antes de utilizar cualquier tipo de fármaco?	El sondeo va dirigido los alumnos de la Universidad la Paz de 3ro y 4to ano de Química y Farmacia

Trabajo Final de Grado
Plan de investigación

TRANSPORTE Y ALMACENAMIENTO DE FÁRMACOS CON CUSTODIO DE CADENA DE FRIO EN FARMACIA HOSPITALARIA DEL BARRIO SAN JOSÉ DE CIUDAD DEL ESTE, AÑO 2022

18

12 PLAN DE TRABAJO Y RESULTADOS PREVISTOS

La propuesta de estudios que presentamos, pasaría por las siguientes fases, actividades y distribución de tiempo aproximado.

Fases	Estrategias metodológicas	Tiempo
1ª FASE (**Planificación de estudio**)	7 Revisión bibliográfica. 8 Definición de los objetivos de investigación. 9 Elaboración de instrumentos. 10 Validación del instrumento. 11 Delimitación de los participantes.	2 meses
2ª FASE (**Aplicación y recogida de datos**)	12 Aplicación del instrumento	1 mes
3ª FASE (**Análisis de datos**)	13 Seguimiento y monitoreo del impacto de las actividades realizadas	1 mes
4ª FASE (**Resultados, conclusiones, propuestas**)	14 Interpretación de los testimonios recogidos 15 Elaboración de conclusiones 16 Elaboración de propuestas.	2 meses

13 REFERENCIAS BIBLIOGRÁFICAS

(1)   Meneu R. La distribución y dispensación de medicamentos [internet]. Valencia, España; 2006 [acceso 21 de enero de 2022]. Disponible   en: https://www.aes.es/Noticias/wpmeneu.pdf

(2)   Santillán-Espero CA. Evaluación de las buenas prácticas de almacenamiento de un establecimiento farmacéutico en la ciudad de Trujillo, julio 2017-2018 [Tesis de grado]. Trujillo (Perú). UNT; 2019.

(3)   Muñoz-Pinto RF. Rediseño de procesos logísticos de medicamentos refrigerados en una cadena farmacéutica para asegurar la cadena de frio. [Tesis de grado]. Santiago de Chile (Chile) [acceso 21 de enero de 2022]. Disponible en https://repositorio.uchile.cl/bitstream/handle/2250/139520/Rediseno-de-procesos-

Trabajo Final de Grado
Plan de investigación

TRANSPORTE Y ALMACENAMIENTO DE FÁRMACOS CON CUSTODIO DE CADENA DE FRIO EN FARMACIA HOSPITALARIA DEL BARRIO SAN JOSÉ DE CIUDAD DEL ESTE, AÑO 2022

19

logisticos-de-medicamentos-refrigerados-en-una-cadena-farmaceutica.pdf?sequence=1&isAllowed=y

(4) Carballo-Junco JA. Breve historia de la industria farmacéutica. [artículo científico en internet]. 2010 [acceso 23 de enero de 2022]; 6 (65): pp.6. Disponible en: https://www.imbiomed.com.mx/articulo.php?id=59568

(5) Química Farmacéutica. La industria farmacéutica: producción, inspección y comercialización. [Sitio web]; 2019 [acceso 23 de enero de 2022]. Disponible en: https://quimicafarmaseutica.blogspot.com/2019/10/la-industria-farmaceutica-produccion.html

(6) LRQA Sudamérica. Envasado primario de medicamentos [sitio web]; s.f. [acceso el 23 de enero de 2022]. Disponible en: https://www.lrqa.com/es-cl/iso-15378/

(7) Santos JI. Cadena de frío y conservación de vacunas [internet] [acceso el 23 de enero de 2022]. Disponible en: https://www.sabin.org/sites/sabin.org/files/santos_cadena.pdf

(8) anmat. Administración Nacional de Medicamentos, Alimentos y Tecnología Médica. [sitio web] [acceso 23 de enero de 2022]. Disponible en: http://www.anmat.gov.ar/comunicados/Recomendaciones_transporte_medicamentos.pdf

(9) INTARCON. Refrigeración y conservación de medicamentos. [sitio web] [acceso 23 de enero de 2022]. Disponible en: https://www.intarcon.com/refrigeracion-y-conservacion-de-medicamentos/

(10) Anon. Administración de oxitocina sintética. [sitio web] [acceso 23 de enero de 2022]. Disponible en: https://www.elpartoesnuestro.es/informacion/parto/administracion-de-oxitocina-sintetica

(11) Ergonovina: Estimulantes de la motilidad uterina. In: Rodríguez Carranza R. eds. Vademécum Académico de Medicamentos. McGraw Hill; 2015. [acceso 24 de enero de 2022]. Disponible en: https://accessmedicina.mhmedical.com/content.aspx?bookid=1552&sectionid=90369911

(12) LEY 1119/97. De productos para la salud y otros. [base de datos en internet] [acceso 24 de enero de 2022]. Disponible en:

Trabajo Final de Grado
Plan de investigación

TRANSPORTE Y ALMACENAMIENTO DE FÁRMACOS CON CUSTODIO DE CADENA DE FRIO EN FARMACIA HOSPITALARIA DEL BARRIO SAN JOSÉ DE CIUDAD DEL ESTE, AÑO 2022

20

https://www.mspbs.gov.py/dependencias/dnvs/adjunto/4f2cbc-
7.LeyN1119.97DeProductosparalaSaludyOtros.pdf

ANEXO

CRONOGRAMA

	NOVIEMBRE	DICIEMBRE	ENERO	FEBRERO
SELECION DEL TEMA	X			
DIAGNOTICO DEL TEMA	X			
AUTORIZACION DEL TEMA	X			
ORIENTACION DEL PROYECTO	X			
RECOLECCION DE DATOS		X		
REVISION BIBLIOGRAFICA		X		
PRESENTACION DEL ANTEPROYECTO		X		
CORRECCIONES DEL BORRADOR			X	
REALIZACION DEL PROYECTO			X	
TRABAJO DE CAMPO				X
ENSAYO DE PREPARACION			X	
DEFENSA				X
APROBACION DEL PROYECTO				X

PRESUPUESTO

Actividades	Costos Unitarios Gs.	Cantidad	Total, gs.
Tutoría de Investigación	90.000.-	2	180.000.

Trabajo Final de Grado
Plan de investigación

TRANSPORTE Y ALMACENAMIENTO DE FÁRMACOS CON CUSTODIO DE CADENA DE FRIO EN FARMACIA HOSPITALARIA DEL BARRIO SAN JOSÉ DE CIUDAD DEL ESTE, AÑO 2022

21

Horas de Investigación por parte de la Autora	10.000.-	200	200.000.
Costos de trabajo de campo (incluye movilidad, materiales, copias, impresiones)	400.000.-	1	400.000.
Diagramación de informe	100.000	1	100.000.-
Impresión de informe	100.000	2	200.000.-
Encuadernación	100.000	3	300.000.-
Presentación del informe	50.000	1	50.000.
Imprevistos	100.000		100.000.
Total, 1.530.000 Gs.			.-

Trabajo Final de Grado
Plan de investigación

TRANSPORTE Y ALMACENAMIENTO DE FÁRMACOS CON CUSTODIO DE CADENA DE FRIO EN FARMACIA HOSPITALARIA DEL BARRIO SAN JOSÉ DE CIUDAD DEL ESTE, AÑO 2022

22

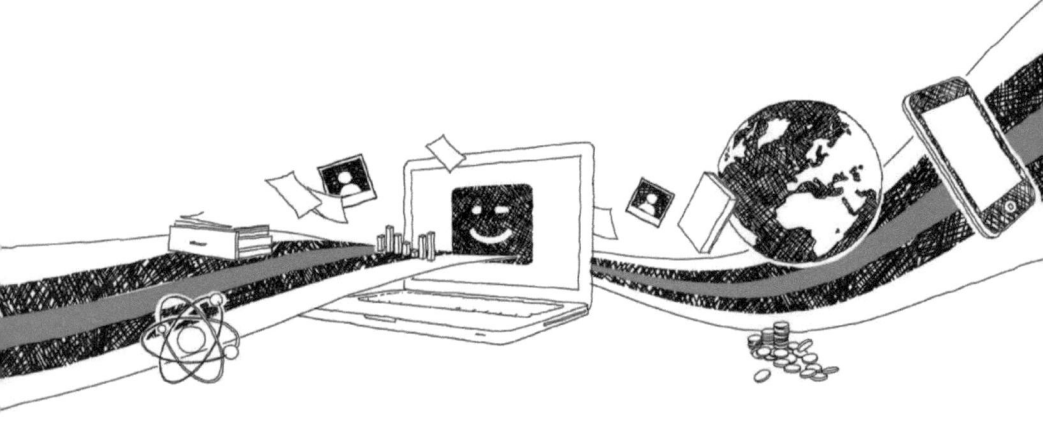
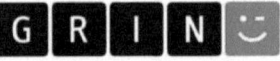